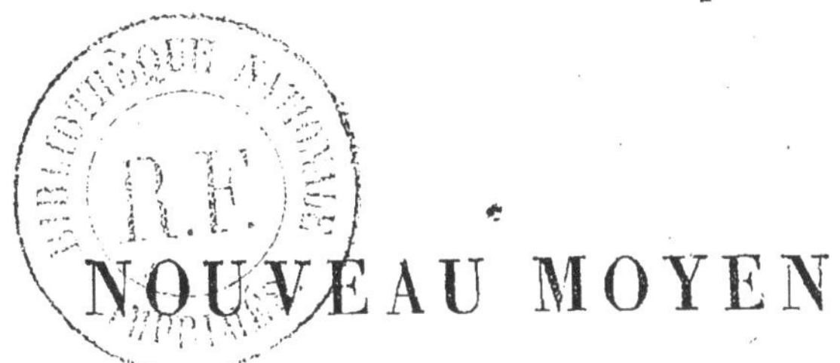

NOUVEAU MOYEN

POUR

DÉLIVRER LES FEMMES CONTREFAITES A TERME ET EN TRAVAIL,

SUBSTITUÉ A L'OPÉRATION APPELÉE CÉSARIENNE.

NOUVEAU MOYEN

POUR

DÉLIVRER LES FEMMES CONTREFAITES A TERME ET EN TRAVAIL,

SUBSTITUÉ A L'OPÉRATION APPELÉE CÉSARIENNE;

Mémoire lu au Cercle Médical, le 14 novembre 1823,

PAR BAUDELOCQUE NEVEU, D. M. P.,
ACCOUCHEUR;

Suivi de Réflexions sur ce sujet par F. T. DUCHATEAU, D. M. P., Accoucheur, Membre de plusieurs sociétés savantes.

. . . . Avec notre existence
De la femme pour nous le dévouement commence;
C'est elle qui, neuf mois, dans ses flancs douloureux
Porte un fruit, de l'hymen, trop souvent malheureux,
Et sur un lit cruel, long-temps évanouie,
Mourante, le dépose aux portes de la vie.

LEGOUVÉ, *Mérite des femmes.*

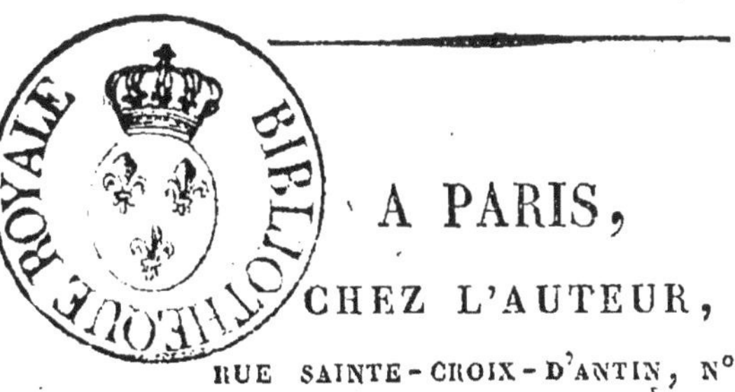

A PARIS,
CHEZ L'AUTEUR,
RUE SAINTE-CROIX-D'ANTIN, N° 12.

1824.

DE L'IMPRIMERIE DE FEUGUERAY,
RUE DU CLOÎTRE SAINT-BENOÎT, N° 4.

AUX MANES

DES

ACCOUCHEURS BAUDELOCQUE,

JEAN-BAPTISTE, MON PÈRE,

Membre de l'ancienne Académie de Chirurgie;

ET JEAN-LOUIS, MON ONCLE,

Membre de l'ancienne Académie de Chirurgie, Accoucheur en chef de la Maternité, Professeur d'accouchemens à l'Ecole de Médecine, membre d'un grand nombre de sociétés savantes nationales et étrangères, membre de l'ordre des Deux-Siciles, etc., etc.

Vénération.

AVANT-PROPOS.

Le professeur Baudelocque donna une telle impulsion à la science des accouchemens, qu'il reste à peine à glaner aujourd'hui dans un champ qu'il cultiva avec tant de gloire.

Dans son code, cependant, il laissa quelques erreurs ou plutôt quelques lacunes, lesquelles furent presque toutes remplies par les accoucheurs qui le suivirent.

Convaincu que, malgré leurs travaux, il reste encore quelque chose à faire pour cette science, sous le rapport de l'opération césarienne, nous choisîmes celle-ci pour sujet de notre Thèse inaugurale soutenue à l'Ecole de Médecine, le 19 août 1823; nous indiquâmes alors dans cette Thèse quels étaient les cas qui nécessitaient l'application du forceps, la symphysiotomie, l'opération césarienne, ne partageant pas sur ces différens points de la science l'opinion des auteurs même les plus modernes, nous avançâmes que l'application du forceps devait être faite depuis 3p. $\frac{1}{4}$ jusqu'à 3 p. $\frac{1}{2}$, terme auquel le bassin est assez large pour laisser passer une tête d'enfant ordinaire ; que depuis 3 p. moins $\frac{1}{4}$ jusqu'à 3 p. $\frac{1}{4}$, la symphysiotomie et l'application du forceps devaient être pratiquées; que l'opération césarienne convient enfin depuis le rétrécissement le plus extrême jusqu'à 3 p. moins $\frac{1}{4}$; et en cela nous nous sommes appuyé de l'expérience de Baudelocque et de ses observations.

Nous essayâmes de jeter une lueur défavorable sur l'opération césarienne faite à la méthode ordinaire, persuadé, comme nous le sommes, des dangers effrayans qui l'accompagnent et la suivent. Nous lui substituâmes une autre opération, que nous appelâmes *gastro-élytrotomie*, opération dans laquelle nous n'intéressons que des parties peu essentielles à la vie.

Avant de mettre au jour cette opération, nous nous sommes entouré des avis des plus grands chirurgiens et médecins, qui furent et seront encore long-temps nos maîtres ; tous pensèrent qu'elle méritait nécessairement d'être tentée. Espérons que le succès couronnera notre désir, le soulagement de la maternité souffrante.

NOUVEAU MOYEN

POUR

DÉLIVRER LES FEMMES CONTREFAITES À TERME ET EN TRAVAIL.

Secourir les femmes contrefaites, assez malheureuses ou assez imprudentes pour être devenues enceintes sans savoir si elles pourraient sans danger mettre au monde le fruit de leur amour, tel fut depuis long-temps le but que se proposèrent les accoucheurs. L'instrument le plus doux et le plus innocent, le forceps, ne pouvant leur être utile dans le cas où le bassin n'a que deux pouces et demi d'avánt en arrière, ils imaginèrent d'ouvrir une voie artificielle au fœtus, d'inciser les parois abdominales, le péritoine et l'utérus; opération horrible dans son exécution, grave dans ses résultats, autant que pénible pour le cœur du chirurgien qui la pratique.

Couper le ventre, extraire l'enfant de la matrice ouverte, a dû et doit encore paraître une méthode cruelle et surtout peu ingénieuse : aussi l'histoire de l'art en rapporte-t-elle l'idée première à un châtreur de Siegershausen, qui eut assez de courage et de sang-froid pour délivrer lui-même sa femme de cette manière. Que ce fait soit véritable ou controuvé, toujours est-il que depuis lors les accoucheurs les plus éclairés, bien pénétrés des périls que court une femme soumise à une semblable opération, s'efforcèrent bien d'apporter quelques modifications dans l'opération même ou dans son traitement; mais ils intéressèrent constamment l'utérus : aucun d'eux ne songea à extraire le fœtus par le vagin. Dans ce Mémoire, je vais proposer deux méthodes d'extraire le fœtus par le vagin sans inciser ou en incisant le péritoine : la première s'exécutera en trois, et la seconde en deux temps; et j'essaierai de prouver que l'opération césarienne, jusqu'à présent si terrible pour la mère, ne pourra plus désormais porter atteinte à ses jours.

Mais avant de décrire ces méthodes, que je nomme *gastro-élytrotomie* (1), j'ai besoin de parler de celles qui ont toujours été employées, parce que je leur ai fait subir également quelques changemens, la gastro-élytrotomie ne convenant pas dans tous les cas où l'on ouvrait l'utérus.

---

(1) Ελυτρον, étui, gaine, correspond au mot latin *vagina*.

Examen des différens procédés inventés pour pratiquer l'opération césarienne.

Trois procédés principaux ont été imaginés pour pratiquer l'opération césarienne : le premier est dit de Lauverjat ; le deuxième est celui de Levret ; l'invention du troisième, ou l'incision à la ligne blanche, est due à Platner, qui s'exprime ainsi (*Instituts de Chirurgie*, § 1440) : *incidantur juxtà lineam albam plagâ majori quæ ab umbilico ad ossa pubis ferè descendit, tùm abdominis musculi, tùm peritonæum, ubi tamen vitandum ne violetur arteria epigastrica.* Guénin, chirurgien de Crépy, en Valois, le mit en usage deux fois avec succès ; il est appelé aussi procédé de Solayrès ; et comme ce jeune et savant accoucheur ne vécut pas assez long-temps pour trouver l'occasion de le mettre en pratique, il porte encore le nom de Baudelocque, parce que ce dernier s'en servit un assez grand nombre de fois, après y avoir fait d'heureuses modifications.

On fait cette opération sur la femme vivante et sur la femme morte. Dans ces deux cas, il faut opérer avec la même prudence ; et dans le dernier surtout, si la femme ne présentait pas tous les signes de la mort, se rappeler sans cesse l'observation de M. Rigaudeaux, chirurgien de

Douai; préférer l'accouchement par les voies naturelles s'il pouvait avoir lieu, faire l'extraction du fœtus avec la main ou appliquer le forceps, mais ne faire d'incision à la ligne blanche et à l'utérus qu'autant que les parties ne seraient pas assez bien dilatées pour agir comme il a été dit ci-dessus.

Avant de soumettre la femme vivante à l'opération césarienne, il faut l'y préparer par des remèdes généraux, tels que la saignée et les bains; on la fait placer aussi sur l'eau chaude, lorsque les parties de la génération ont été froissées et irritées par des manœuvres fréquentes et téméraires; mais les bains et la saignée doivent avoir la préférence sur ce dernier moyen.

Cette opération a, comme beaucoup d'autres opérations chirurgicales, un temps de nécessité et un temps d'élection. L'instant de la mort, n'importe à quel terme de la gestation, et le moment du passage du fœtus dans l'abdomen, constituent le temps de nécessité; quant au temps d'élection, les uns prétendent qu'on ne doit opérer qu'après l'écoulement des eaux; les autres, au contraire, veulent qu'on le fasse auparavant, lorsque le travail est déclaré, et l'orifice assez dilaté pour livrer passage aux lochies.

Avant d'exécuter l'opération, on s'est muni de deux bistouris : l'un droit, à lame étroite et boutonnée à son extrémité ; l'autre courbe, tranchant sur sa convexité ; d'aiguilles courbes et de fil ciré pour la gastro-raphie, si on la juge convenable ; de compresses fines, d'un bandage de corps, de quelques liqueurs spiritueuses, telles que de l'eau vulnéraire, de l'eau-de-vie ou de l'esprit-de-vin.

La femme est placée sur un lit étroit et assez élevé pour que l'opérateur et les aides puissent agir librement ; il serait bien que ce fût sur celui où elle doit passer les premiers temps de ses couches, afin qu'on ne fût pas obligé de la transporter aussitôt après l'opération ; dans ce cas on le garnirait d'alèzes, qu'on retirerait pour que la femme se trouvât à sec. Elle doit être couchée sur le dos, les jambes et les cuisses allongées pendant l'incision extérieure ; à demi fléchies, au contraire, aussitôt qu'elle sera faite, afin d'extraire le fœtus avec plus de facilité : un traversin est placé sous les lombes pour faire bomber le ventre. La femme, avant d'être opérée, doit avoir passé une chemise de couches.

Opérera-t-on suivant le procédé de Lauverjat, celui de Levret ? suivra-t-on Platner ?

Chacun de ces procédés présente, je crois, la même somme d'accidens : dans les deux premiers, on coupe trois plans de fibres en travers ou obliquement, par conséquent leur rétraction empêche la cicatrisation de la plaie; on peut intéresser l'une des branches de l'artère épigastrique, qui serpentent, vers la fin de la gestation, sur le côté externe du muscle droit, alors écarté de la ligne blanche. Une hémorrhagie souvent difficile à arrêter peut suivre cette ouverture. Les intestins se présentent quelquefois de suite à l'ouverture extérieure, lorsque celle-ci n'est pas bien parallèle à la matrice. Les fibres de cet organe sont également coupées en travers ou obliquement, de sorte que par suite leur rétraction favorise l'écoulement des lochies par cette voie. Cette incision oblique peut en outre, disent les auteurs, intéresser quelques gros vaisseaux utérins; reproche qu'on doit faire plutôt à la section proposée par Platner : ces deux procédés conviennent cependant lorsque l'utérus est très-oblique.

Celui de Platner ne peut convenir que quand l'utérus est parallèle à l'axe du détroit supérieur ou oblique en devant, et non dans le cas où il serait oblique de l'un ou de l'autre côté, parce que l'incision extérieure tomberait sur les vaisseaux utérins, à cause de la torsion qu'éprouve le col. Le procédé de Platner ne donne-t-il pas lieu aussi à de plus grandes éventrations que l'incision latérale? C'est un point qui n'a pas encore fixé l'attention des praticiens.

Mais lorsque la matrice est parallèle à la ligne

blanche, il convient, parce qu'alors on n'a plus qu'à séparer les faisceaux des fibres longitudinales de cet organe ; l'écoulement des lochies se fait plus facilement.

« Tout bien considéré, comme l'observe fort judicieusement Baudelocque, en quelque lieu qu'on ouvre le bas-ventre, quelle que soit la direction qu'on donne à l'incision, et de quelque manière qu'on y procède, on ne diminuera jamais de beaucoup le danger de cette opération. »

Ce même accoucheur, dans le procédé de Platner, veut qu'on prolonge l'incision depuis deux ou trois travers de doigt au-dessus de l'ombilic jusqu'à deux pouces au-dessus du pubis, et qu'on ouvre la matrice vers son fond, afin que la plaie faite à cet organe soit plus tard en rapport avec la plaie extérieure, et favorise ainsi l'écoulement des lochies au dehors par les voies naturelles, et non dans le bas-ventre, comme dans le cas où l'on ouvre la matrice par sa partie inférieure.

La vessie vidée au moyen de la sonde, si la femme ne peut uriner, et les gros intestins détergés par des lavemens, on incise avec le bistouri convexe les tégumens et les graisses jusqu'à ce qu'on aperçoive les aponévroses qui forment la ligne blanche ; si l'on préfère ce procédé, on la divise avec précaution pour découvrir le péritoine et y faire une petite ouverture. Cette incision s'étend depuis deux ou trois travers de doigt au-dessus de l'ombilic jusqu'à deux pouces au-dessus du pubis. On introduit l'index de la main gauche dans le ventre, pour en soulever les enveloppes et écarter le péritoine de l'instrument. Avec le bistouri boutonné, on étend l'incision en coupant de dedans en dehors ; on ouvre le péritoine de haut en bas, ou réciproquement, peu importe.

Un aide, pendant l'incision extérieure, a fixé la matrice au milieu en pressant des deux mains sur les côtés du ventre, et un autre fait une pression semblable au-dessus de l'ombilic, afin que les intestins ne viennent pas se présenter à la plaie.

On ouvre la matrice au milieu de sa partie antérieure, en se servant du bistouri convexe; et lorsqu'on arrive aux membranes, les auteurs veulent qu'on les perce, qu'aussitôt après on introduise l'index de la main gauche, et que, saisissant le bistouri de la main droite, on incise de bas en haut avec beaucoup de précaution pour ne pas blesser le fœtus. Moi, je pense qu'il vaudrait mieux inciser la matrice couche par couche, comme l'a fait quelquefois Baudelocque sur le cadavre et sur la femme vivante même, dans un cas où le placenta se présentait en plein sur le trajet de l'instrument; et qu'il serait bon alors, au lieu d'inciser les membranes, de les percer préalablement par le vagin : on éviterait ainsi l'écoulement des eaux dans le ventre. L'étendue de l'ouverture utérine doit être de cinq à six pouces.

Si le placenta se présentait à l'instrument, il faudrait se comporter comme lorsqu'il est attaché sur le col de l'utérus, décoller un de ses côtés pour aller percer les membranes et prendre les pieds du fœtus.

La matrice se resserrant sur elle-même, chasse le placenta à travers la plaie à laquelle on fait présenter l'un des points de la circonférence de ce corps spongieux, afin que sa sortie soit plus facile.

Si la plaie de la matrice fournissait beaucoup de sang, on pourrait arrêter son écoulement avec de l'eau, du vinaigre, ou un citron, si l'on en trouvait un sous la main.

On a soin qu'il ne s'amasse pas de caillots dans la cavité utérine. On a proposé, dans l'intention de la laver, des injections faites avec de l'eau d'orge. Ces injections doivent être faites par la plaie : celle-ci exige peu de soins; elle se resserre en peu de minutes; il faut seulement en nettoyer les bords.

Quant à la plaie des tégumens, des auteurs ont proposé la suture pour en maintenir les bords en contact ; Baudelocque en prescrit deux ou trois points, dans la vue d'en reunir les deux tiers supérieurs et laisser libre une étendue de deux pouces au plus inférieurement. Il recommande de faire des nœuds en rosette, pour les relâcher en cas de besoin.

L'opération faite, on met sur les côtés de la plaie des compresses longuettes, et par-dessus une autre compresse carrée, trempée dans du blanc d'œuf battu avec de l'eau animée d'un peu d'eau-de-vie, d'esprit-de-vin ou de vulnéraire. Deux petits coussins doivent être placés au-dessus des hanches pour affermir le bandage et pousser en devant les fluides qui pourraient s'épancher dans le ventre. Le tout est soutenu par un bandage de corps.

Cet appareil doit être levé matin et soir, jusqu'à ce que les lochies aient pris leur cours par les voies naturelles : alors on pansera plus rarement.

Les règles de l'hygiène sont de la plus grande rigueur pour conduire la femme à une prompte guérison. Elle doit surtout nourrir.

Elle aura la précaution, après la consolidation de la plaie, de porter une ceinture élastique qui suppléera à l'énergie des muscles abdominaux relâchés et séparés quelquefois au point de donner lieu à des éventrations.

Anatomie de la cavité pelvienne, rétrécie au point de ne présenter que 2 p. ½ d'avant en arrière. — Rapports de l'utérus et de ses annexes au terme de la gestation.

Lorsque le bassin est rétréci dans son diamètre sacro-pubien, le détroit supérieur a la forme d'un 8 de chiffre. Le détroit inférieur offre quelquefois alors un vice de conformation; mais dans son diamètre ischiatique, le coccy-pubien conservant sa dimension naturelle. Quelle facilité déjà pour introduire la main dans l'excavation, et la faire passer à travers le détroit supérieur!

La matrice s'étant abaissée pendant le neuvième mois, se trouve, au terme de la gestation, un peu au-dessus de la région ombilicale. Elle a dix ou douze pouces de longueur, sur sept à huit pouces d'épaisseur en tout sens; tantôt elle est parallèle à l'axe du détroit supérieur, tantôt, au contraire, elle est plus inclinée par rapport à cet axe. Est-elle dans l'hypochondre droit, les intestins grèles se trouvent dans l'hypochondre gauche, ou réciproquement. Les trompes et les ovaires sont appliqués à l'utérus; ils sont plus épais; les trompes surtout ont beaucoup augmenté de volume; les vaisseaux artériels utérins, plus droits et plus gros, lui sont fournis par l'iliaque interne; les veines portent le même nom; ses vaisseaux lymphatiques égalent quelquefois la grosseur d'une plume à écrire.

Le vagin, canal cylindroïde, de cinq pouces environ de hauteur, large d'un pouce, acquiert, pendant la gestation, à cause de ses fibres longitudinales, une extension telle, qu'il se prête avec facilité aux inclinaisons diverses et plus ou moins grandes de l'utérus. Il forme, dans cette circonstance, un coude qui peut dépasser même de plusieurs travers de doigt le détroit supérieur de l'un ou de l'autre côté, selon l'obliquité utérine. Le vagin, par ses fibres transversales, peut s'élargir, comme on le sait, au point d'occuper toute la capacité de l'excavation. Inséré en haut au col utérin, il présente vers le quart supérieur de ses parties latérales les deux artères vaginales assez volumineuses, fournissant le plus souvent les vésicales, d'autres fois, au contraire, fournies par ces dernières. Lorsque les artères vaginales n'existent pas, une branche artérielle descend de l'utérine sur les parties latérales du vagin, et se perd dans les parties externes de la génération; enfin, quand l'artère utérine ne fournit aucune branche, les artères vaginales sont remplacées par une foule de ramifications qui viennent de presque toutes les artères de l'hypogastrique.

Ses veines portent le même nom et offrent les mêmes variétés; ses nerfs lui sont donnés par le plexus sciatique et par le plexus hypogastrique.

Dans le milieu de ces mêmes parties latérales, se remarquent les uretères; et en haut, et un peu en devant le ligament sus-pubien; en dehors, sur le rebord du détroit supérieur, le vagin est circonscrit par l'artère iliaque, donnant l'iliaque externe et l'interne. Ces trois parties forment un triangle dont l'angle supérieur s'agrandit à mesure que le vagin franchit l'enceinte pelvienne.

Devant lui s'élève la vessie, réservoir qui, lorsqu'il est plein, s'étend un peu sur ses côtés; derrière et à gauche se trouve le rectum. Il est intéressant de dire qu'il y a trois pouces ou trois pouces et demi du côté gauche de la vessie tendue par l'urine au rectum contenant quelques matières fécales, mais qu'à droite un intervalle de plus de cinq à six pouces les sépare.

Le péritoine revêt tous les organes dont je parle. Après avoir tapissé la face postérieure des muscles abdominaux, il recouvre la face supérieure de la vessie, les faces antérieures et postérieures de l'utérus, recouvre ensuite le rectum, et forme là un repli nommé méso-rectum, puis s'étend sur les fosses iliaques, et ne tient aux muscles du même nom que par un tissu cellulaire assez lâche.

Je puis donc avancer que plus le bassin sera rétréci et la matrice oblique, plus l'opération se fera avec promptitude, parce que, d'un côté, l'axe de l'utérus se trouvera plus tard situé parallèlement à l'axe de l'incision extérieure, et de l'autre, le vagin formant un coude plus saillant, se trouvera plus près de cette même ouverture.

Cela posé, j'entre en matière, et j'expose d'abord ce que je ferais dans un cas qui nécessiterait la gastro-élytrotomie, l'obliquité latérale droite existant.

Pour pratiquer cette opération, il faut un bistouri tranchant sur sa convexité, une algalie de femme, du fil ciré, une ou deux ligatures formées en ruban, une éponge fine, de l'eau tiède, des aiguilles courbes, des liqueurs spiritueuses, telles que de l'eau-de-vie, de l'eau vulnéraire, du vinaigre; on a aussi des compresses fines, un bandage de corps.

La situation de la femme est la même que pour les procédés ordinaires; elle est placée sur un plan horizontal pendant qu'on pratique l'incision extérieure, laquelle s'étend tout le long du bord externe du muscle droit (sterno-pubien), depuis l'ombilic jusqu'à deux pouces au-dessus du pubis.

Dans la première des deux méthodes que je propose, j'ai le soin de ne pas comprendre le péritoine dans l'incision extérieure; je perce ensuite les membranes par le vagin, afin de donner écoulement aux eaux par cette partie; je fais fléchir à demi les jambes et les cuisses, je passe un doigt indicateur dans l'angle inférieur de la plaie pour décoller le péritoine, mais avec prudence, dans toute l'étendue de la fosse iliaque, sur l'artère du même nom; et lorsque cette membrane est entièrement détachée, un aide, placé au côté droit de la femme, soulève et le péritoine et la masse intestinale, pendant qu'un autre aide, situé à côté de lui, d'une main appliquée sur le ventre, maintient la matrice dans la position où elle est. Ma main droite, introduite dans la cavité abdominale, explore l'artère iliaque, puis s'assure s'il n'y a pas quelques artères qui environnent le vagin; en existe-t-il, j'en fais la ligature à leurs deux extrémités. Avant de les couper, j'ai soin de reconnaître le ligament sus-pubien pour l'éviter plus tard.

La vessie vidée au moyen de la sonde, si la femme ne peut uriner, et le rectum par des lavemens, j'enduis d'un corps gras quelconque ma main gauche et l'introduis entre la pronation et la supination parallèlement à l'axe du détroit inférieur. Parvenu à l'extrémité supérieure du vagin, je fais saillir ce canal au-delà même de la plaie extérieure avec la plus grande facilité.

Saisissant alors le bistouri, je le couvre des trois premiers doigts de la main droite, et le plonge par l'ouverture extérieure dans le vagin, le plus au-dessous possible de son insertion au col utérin, prolongeant cette incision dans l'étendue de quatre pouces et demi.

Cette incision faite, le fœtus est expulsé par les contractions utérines dans la cavité abdominale, comme cela arrive à la suite des ruptures de la matrice et du vagin ; s'il ne l'était pas, on pourrait l'extraire avec des pinces ou un forceps moitié moins long que celui que l'on emploie ordinairement.

La seconde méthode ne diffère de la première que par la section du péritoine, que j'opère en même temps que celle des muscles abdominaux.

Dans l'obliquité latérale gauche, je pratique l'incision extérieure du côté droit du bas-ventre, et le reste de l'opération est plus facile, à cause de la section vaginale à laquelle je puis donner une étendue plus considérable.

On peut opérer sur le côté droit ou gauche dans l'obliquité antérieure.

L'accouchement secondaire, la délivrance, n'est pas moins intéressant à connaître que le premier : je rétablis la matrice parallèlement à l'axe du détroit supérieur ; et lorsque le placenta est détaché, j'en aide l'expulsion par le vagin en le tirant légèrement au moyen du cordon, n'oubliant point, comme dans l'accouchement naturel, de passer la main gauche sous le périnée pour le soutenir, et de faire présenter un point seulement de la circonférence de ce corps spongieux à la vulve quand il est trop volumineux.

Il est inutile de dire que le procédé que je décris ne conviendrait pas si une exostose fermait le détroit supérieur, ou si une tumeur squirrheuse du col occupait toute la capacité du vagin, il en serait de même aussi dans un cas de hernie de matrice.

Pour que l'on ne me taxe pas de prévention pour le procédé que je propose, je vais en recenser les avantages et les inconvéniens; et les comparer avec les avantages et les inconvéniens des autres procédés.

Soulever le péritoine au lieu de l'inciser deux fois; couper transversalement ce canal dans le tiers supérieur de sa largeur, au lieu de faire une longue incision à l'utérus; éviter, par conséquent, la suppression des lochies, accident qui marche avec l'inflammation de cet organe; laisser à la nature le soin de la délivrance, ou l'exécuter par les voies ordinaires, et non extraire le placenta par la plaie vaginale; empêcher qu'aucune goutte de liquide séreux ou sanguin ne soit épanché dans la cavité péritonéale et très-peu dans la cavité pelvienne, tels sont les avantages de cette première méthode.

En incisant deux fois le péritoine, la seconde méthode offre encore un grand avantage, celui de ne pas toucher à l'utérus; alors on n'expose pas l'accouchée à l'hémorrhagie, à la douleur, à la métrite, à la suppression des lochies, à l'affaissement des mamelles, etc., etc. Dans cette seconde méthode la péritonite a toujours lieu.

Dans l'opération césarienne ordinaire, la péritonite, la métrite et même la mort sont presque toujours inévitables.

Trois points doivent donc être examinés dans cette nouvelle opération : l'incision extérieure, le soulèvement du péritoine et la section du vagin.

L'incision extérieure ne peut être faite en aucun autre endroit de l'abdomen plus favorablement qu'au bord externe du muscle sterno-pubien. En effet, dit Baudelocque dans un Mémoire sur l'opération césarienne, de trente-cinq faites à la méthode que je suis, de Levret, dix-huit ont été couronnées de succès; de trente pratiquées à la ligne blanche, dix ont réussi; et trois seulement sur huit à la méthode de Lauverjat.

Le détachement du péritoine produira, a-t-on dit, l'inflammation de cette membrane : oui, mais une inflammation partielle, et non une inflammation telle qu'elle donne lieu à la mort. Au reste, le soulèvement du péritoine n'est qu'une cause d'inflammation; dans l'opération césarienne ordinaire n'en existe-t-il pas cinq bien évidentes? les deux sections faites au péritoine, l'épanchement des eaux de l'amnios et du sang dans la cavité de cette membrane; et ici je m'étaierai de cet aphorisme d'Hippocrate : *si in ventre prœter naturam, sanguis effusus fuerit, necesse est suppurari.* L'introduction de l'air enfin ne pourra-t-elle pas procurer cette maladie en circulant librement dans tous les replis du péritoine ?

Soulever le péritoine est une cause de péritonite, je le répète; mais cette membrane n'est-elle pas soulevée dans toutes les grossesses extra-utérines? n'est-elle pas déchirée dans les ruptures de matrice? n'est-elle pas détachée violemment de l'une des fosses iliaques dans les ruptures du vagin? Pourrait-on refuser de détacher et de soulever le péritoine, lorsqu'on apprend qu'une femme à qui Baudelocque pratiqua la gastrotomie pour une grossesse extra-utérine vécut jusqu'à huit mois, renfermant dans son ventre un fœtus du poids de huit livres huit onces; corps étranger qui, j'espère, était une cause non douteuse de soulèvement du péritoine et d'inflammation de cette membrane?

On pourrait citer beaucoup d'autres observations, telles que celle de cette femme que M. Lisfranc présenta il y a quelque temps à l'Académie de médecine, et qui vit encore, malgré une grossesse extra-utérine qu'elle porte déjà depuis cinq ou six mois. Je pourrais rappeler une grossesse extra-utérine chez une femme du quai Saint-Bernard, et qui ne perdit la vie que cinq mois après la conception d'un fœtus que l'on trouva situé dans un kyste attenant à la matrice.

Dans toutes les ruptures de l'utérus et du vagin la femme ne survit-elle pas plus ou moins de temps à ces affreux accidens? et dans le dernier cas surtout, dans les ruptures du vagin, si elles n'arrivaient pas presque toujours au lieu d'insertion de ce canal au col utérin, et ne donnaient ainsi lieu à une hémorrhagie mortelle, ne pourrait-on pas présumer que ces ruptures se cicatriseraient?

En convenant, encore une fois, que la péritonite a toujours lieu, entraînera-t-elle constamment la mort? Pour prouver le contraire, qu'y a-t-il de plus fort que l'observation suivante?

Une femme se précipite d'un troisième étage; dans sa chute elle rencontre un croc de fer qui s'implante dans son ventre et la tient un moment suspendue dans l'air : elle retombe enfin sur le sol; apportée à l'Hôtel-Dieu, elle offrait une dilacération, une mâchure effroyable des muscles abdominaux et du péritoine; les intestins n'étaient cependant pas lésés; mais peu importe, ce qu'il y a d'intéressant à savoir, c'est que cette femme est sortie parfaitement bien guérie au bout de soixante jours de traitement.

Je dirai la même chose des abcès qui se formeraient, a-t-on supposé, à la suite du soulèvement du péritoine. Après l'autorité du professeur Dupuytren, qui m'a fait cette objection, je n'ai rien à répondre sans doute; mais s'il m'était permis d'élever la voix, je demanderais qu'on me citât une opération exempte de dangers : or, quelle autre prétention ai-je que de faire substituer à une opération évidemment mortelle une opération qui présente un bien moins grand nombre d'accidens?

La section du vagin ne pourra, d'après ce que je vais rapporter, exciter aucune contestation.

Une femme est affectée d'une grossesse extra-utérine; le kyste qui contenait le fœtus était situé au côté gauche de la matrice. Baudelocque introduit le doigt indicateur dans le vagin, sent l'une des sutures et la fontanelle antérieure. « Nous aurions préféré faire l'incision du côté » du vagin, dit cet auteur (à l'article 2254 de » son ouvrage), parce que la tête du fœtus, en- » gagée dans le bassin, semblait s'y présenter à » nu, et y était recouverte de si peu de parties, » qu'on en distinguait nettement à travers les

» fontanelles et la suture médiane, que le doigt » pouvait parcourir en entier. Aucun cas de » grossesse extra-utérine n'a présenté, continue-» t-il, d'indication aussi précise, n'a paru plus » favorable à l'opération, ni fait entrevoir plus » de succès que ce dernier. On pourrait ouvrir » le kyste sans ouvrir l'abdomen, sans découvrir les intestins, sans craindre d'épanche-» ment, etc., etc., sans y trouver plus de dif-» ficultés que n'en présente l'opération césa-» rienne vaginale. »

Voilà quelle est la nouvelle méthode que j'avais à exposer au Cercle médical, étant plus poussé par le désir d'éveiller l'attention et la sollicitude de ses membres sur cette opération, l'une des plus graves sans doute de la chirurgie, que par la prétention de leur ouvrir une carrière nouvelle : puissé-je m'être rendu digne de leurs suffrages !

FIN.

www.ingramcontent.com/pod-product-compliance
Ingram Content Group UK Ltd.
Pitfield, Milton Keynes, MK11 3LW, UK
UKHW021203230726
13926UKWH00001B/283

9 782014 068542